Ángeles García Aliaga

Evaluación del protocolo y dosimetría de la exploración PET-TC

Ángeles García Aliaga

Evaluación del protocolo y dosimetría de la exploración PET-TC

Evaluación del protocolo y dosimetría de la exploración PET-TC con [18F]F-FDG realizados en el HGUSL

PUBLICIA

Imprint
Any brand names and product names mentioned in this book are subject to trademark, brand or patent protection and are trademarks or registered trademarks of their respective holders. The use of brand names, product names, common names, trade names, product descriptions etc. even without a particular marking in this work is in no way to be construed to mean that such names may be regarded as unrestricted in respect of trademark and brand protection legislation and could thus be used by anyone.

Cover image: www.ingimage.com

Publisher:
PUBLICIA
is a trademark of
Dodo Books Indian Ocean Ltd. and OmniScriptum S.R.L publishing group

120 High Road, East Finchley, London, N2 9ED, United Kingdom
Str. Armeneasca 28/1, office 1, Chisinau MD-2012, Republic of Moldova, Europe
Printed at: see last page
ISBN: 978-3-639-55782-4

MÁSTER UNIVERSITARIO EN GESTIÓN CLÍNICA, CALIDAD Y SEGURIDAD DEL PACIENTE

TRABAJO FIN DE MÁSTER:

Evaluación del protocolo y dosimetría de la exploración PET-TC con [18F]F-FDG realizados en el servicio de medicina nuclear del HGSL

Ángeles García Aliaga

Murcia, septiembre 2023

TUTORES

D. Alfonso Pérez

D. Francesc Medina Mirapeix

RESUMEN

La seguridad del paciente es un pilar fundamental en el campo de la medicina y de la farmacia. A medida que avanzan las técnicas de diagnóstico y los tratamientos, es fundamental garantizar que los beneficios clínicos superen ampliamente los riesgos asociados en cualquier ámbito, pero más aun en las especialidades médicas vinculadas a la exposición de radiación ionizante. En este sentido, la reducción de la dosimetría en pruebas médicas se ha convertido en un área de gran interés, ya que se busca minimizar la exposición del paciente a la radiación ionizante sin comprometer la calidad de los resultados clínicos obtenidos. La medicina nuclear junto a la radiofarmacia son especialidades sanitarias que en su rama diagnóstica utilizan radiofármacos para la obtención de imágenes metabólicas y/o moleculares. El presente trabajo se centra en el impacto desde un punto de vista centrado en la seguridad del paciente de la modificación de la posología del radiofármaco [18F]F-fludesoxiglucosa utilizado comúnmente en las exploraciones PET-TC. El objetivo principal de este estudio es evaluar la efectividad del cambio en la posología de este radiofármaco desde un enfoque multidisciplinar de radioprotección y seguridad del paciente sin comprometer la calidad de las imágenes y los resultados clínicos obtenidos.

INDICE

1. INTRODUCCIÓN

1.1 Exploración PET-TC

La medicina nuclear es una especialidad médica que utiliza técnicas de imagen para el diagnóstico con el objetivo de obtener imágenes a través de la administración de unas sustancias radiactivas, llamadas radiofármacos. Las técnicas empleadas en medicina nuclear se basan en los principios de la física nuclear, la radiofarmacia y la medicina clínica para obtener imágenes de procesos metabólicos y/o estructuras moleculares del organismo estudiado. Los fundamentos de la medicina nuclear se podrían resumir en:

- Radiofarmacia: los radiofármacos son los medicamentos utilizados en medicina nuclear, compuestos por un isótopo radiactivo y una molécula biológicamente activa. Estos radiofármacos emiten radiación, que puede ser detectada y se utiliza para obtener información sobre la estructura y función del órgano o tejido diana.
- Diagnóstico: la medicina nuclear permite obtener imágenes funcionales y moleculares para el diagnóstico, lo que permite obtener información detallada sobre el metabolismo, la perfusión y la actividad celular en diferentes órganos y tejidos. Las exploraciones más comunes en medicina nuclear son la gammagrafía, la tomografía por emisión de fotón único (SPECT, del inglés *Single-Photon Emission Computed Tomography*) y la tomografía por emisión de positrones (PET, del inglés *Positron Emission Tomography*).
- Terapia: la medicina nuclear también hace posible el tratamiento de ciertas patologías. En este caso, se administran radiofármacos terapéuticos que emiten radiación directamente

a las células diana, con el objetivo de destruirlas o reducir su actividad.

- Seguimiento y respuesta al tratamiento: la capacidad de los radiofármacos para rastrear procesos biológicos y metabólicos permite evaluar la efectividad de las terapias y realizar un seguimiento estrecho para detectar cualquier cambio o progresión de la enfermedad.
- Seguridad: para garantizar la seguridad de esta disciplina es necesario aplicar protocolos de seguridad radiológica para proteger al paciente, al personal sanitario y al entorno. Es responsabilidad de los especialistas en medicina nuclear, radiofarmacia y radiofísica hospitalaria establecer protocolos para realizar una manipulación segura de los radiofármacos y una adecuada gestión de la radiación ionizante.

Dentro de este ámbito de la medicina cabe destacar la exploración PET-TC, una exploración de diagnóstico por imagen no invasiva que combina dos técnicas diferentes para obtener imágenes detalladas de la patología a estudiar. Por un lado, se realiza una tomografía computarizada (TC) en la cual se toman múltiples imágenes de rayos X del cuerpo desde diferentes ángulos para crear una imagen detallada de las estructuras internas. Posteriormente, se realiza la

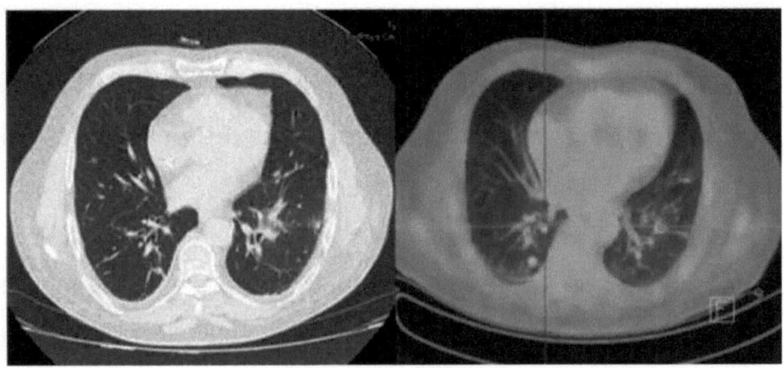

PET que detecta los rayos gamma que emite el radiofármaco administrado según la indicación de la prueba y crea una imagen tridimensional de la actividad metabólica y/o molecular del organismo. La fusión de estas imágenes permite a los especialistas en medicina nuclear ver tanto la actividad metabólica como la estructura anatómica de los órganos y tejidos (**Figura 1**).

Figura 1. Nódulo pulmonar maligno con captación de [18F]F-fludesoxiglucosa en imagen PET-TC (derecha) pero indetectable en TC (izquierda). Tomado de Lopez Lopez et al. (1)

Para llevar a cabo estas exploraciones es imprescindible el papel de la radiofarmacia, la especialidad sanitaria multidisciplinar y hospitalaria que estudia los aspectos farmacéuticos, químicos, bioquímicos, biológicos y físicos de los radiofármacos. Asimismo, esta especialidad aplica estos conocimientos a los procesos de diseño, producción, preparación, control de calidad y dispensación de los radiofármacos, tanto en su vertiente asistencial (diagnóstica y terapéutica) como en investigación. Los radiofarmacéuticos, facultativos sanitarios especialistas en radiofarmacia con formación especializada vía QIR o FIR en conocimientos específicos sobre los radiofármacos, se responsabilizan del buen uso de los radiofármacos a través de la adecuada selección, custodia y gestión de estos, con el objetivo de alcanzar la óptima relación de calidad, seguridad y efectividad-coste, de acuerdo con la legislación vigente. La responsabilidad, supervisión y control del buen uso de los medicamentos radiofármacos, corresponde legalmente al especialista en radiofarmacia, al igual que la preparación de radiofármacos PET.

1.2 Radiofármacos PET

En medicina nuclear se utilizan radionucleidos de origen artificial emisores de radiaciones ionizantes que se obtienen bombardeando núcleos de átomos estables con partículas subatómicas (neutrones, protones, etc.) provocando reacciones nucleares para convertir núcleos estables en inestables (radiactivos). Los dispositivos y métodos usados para producir radionucleidos incluyen: reactores nucleares, aceleradores de partículas como los ciclotrones y generadores. En este caso, la obtención de los radionucleidos utilizados en PET se lleva a cabo fundamentalmente por medio de ciclotrones o el uso de generadores.

La desintegración de un radionucleido emisor de positrones ocurre según el $^{A}_{Z}X_{N} \rightarrow {}^{A}_{Z-1}Y_{N+1} + \beta^{+} + \nu$ esquema general siguiente:

A medida que el radioisótopo emisor de radiación β+ inyectado en el paciente se desintegra, emite positrones. Cada uno de estos puede colisionar con un electrón cortical del tejido en el que está presente el radiofármaco y se produce la aniquilación. Este fenómeno da lugar a la emisión de dos rayos gamma de 511keV en la misma dirección y diametralmente opuestos.

El fundamento de la utilización de radiofármacos PET marcados con isótopos emisores de positrones es que permitan visualizar in vivo diversos procesos fisiológicos o fisiopatológicos. De este modo, es posible monitorizar la evolución temporal de la distribución regional de la concentración de un radiofármaco tras la administración del compuesto marcado. El número de radiofármacos PET existentes hasta la fecha es muy elevado. Sin embargo, la mayor parte de ellos se han utilizado en estudios de investigación y solo unos pocos han logrado introducirse en la práctica clínica habitual. Como es el caso de la [18F]F-fludesoxiglucosa, en adelante [18F]F-FDG, el radiofármaco PET más ampliamente utilizado que permite el estudio del metabolismo celular de la glucosa. El éxito de este radiofármaco se debe en parte a que reúne las características ideales que debe presentar un radiofármaco PET como son: fácil penetración en el tejido diana, baja absorción inespecífica, elevada afinidad por su sitio de unión, disociación suficientemente lenta del lugar de unión como para detectar dicha unión tras la eliminación del compuesto unido inespecíficamente (atrapamiento metabólico) y metabolización escasa para facilitar la adquisición de imágenes (2).

1.3 [18F]F-FDG

La [18F]F-FDG es sin duda el radiofármaco PET más importante. Esto se debe no sólo a su aplicación al estudio de patologías muy diversas, sino también a sus características metabólicas y a la rapidez de su síntesis. Tanto la glucosa como la [18F]F-FDG atraviesan la barrera hematoencefálica y entran fácilmente en las células, aunque este paso de incorporación es ligeramente más rápido en el caso del análogo fluorado. Tras su entrada en la célula, ambos compuestos inician la vía glucolítica. Sin embargo, la [18F]F-FDG sufre únicamente el primer paso de la vía glucolítica debido a que el compuesto resultante ([18F]FDG-6-P) es un sustrato incompatible con la fosfoglucosa isomerasa y no puede ser metabolizado (atrapamiento metabólico).

El uso más extendido de la [18F]F-FDG es el estudio de la patología tumoral gracias a su papel como marcador del metabolismo glucídico celular. La elevada concentración de [18F]F-FDG en el interior de las células tumorales es un reflejo del aumento de su metabolismo glucídico para poder mantener una elevada tasa de crecimiento y/o proliferación. La necesidad de energía en forma de ATP para estos procesos anabólicos se traduce en un incremento de la captación de glucosa. Por lo tanto, la utilización de la [18F]F-FDG en oncología se fundamenta en la observación de que las células tumorales muestran una glucolisis aumentada.

Según la ficha técnica del radiofármaco GLUSCAN 600 MBq/mL solución inyectable (una de las presentaciones comerciales de la [18F]F-FDG), este medicamento está indicado para (3):

- Oncología: diagnóstico, estadificación, monitorización de la respuesta a tratamiento y detección de recidiva en varios tumores.
- Cardiología: evaluación de viabilidad miocárdica.
- Neurología: diagnóstico de hipometabolismo interictal.
- Enfermedades infecciones o inflamatorias: diagnóstico de estructuras con leucocitos activados, fiebre de origen desconocido entre otras.

En cuanto a la posología para adultos y pacientes en edad avanzada se recomienda una actividad de 100 a 400 MBq para un adulto de 70 kg de peso. Esta actividad debe ajustarse en función del peso corporal del paciente, tipo de cámara utilizada y modo de adquisición de las imágenes, administrada mediante inyección intravenosa directa (3). Sin embargo, la Sociedad de Medicina Nuclear e Imagen Molecular (SNMMI, del inglés *Society of Nuclear Medicine and Molecular Imaging*) y la Asociación Europea de Medicina Nuclear (EANM, del inglés *European Association of Nuclear Medicine*) recomiendan una posología de 3.7–5.2 MBq/kg de [18F]F-FDG para exploraciones PET-TC de cuerpo en función del tipo de cámara utilizada y modo de adquisición de las imágenes (4).

1.4 Dosimetría y protección radiológica

La dosimetría es una subespecialidad científica, en el campo de la física de la salud y la física médica, enfocada en el cálculo de las dosis internas y externas de la radiación. Esta dosimetría es medible en Gray (Gy) o Sievert (Sv) según el cálculo utilizado. La dosis absorbida en tejidos y materia como resultado de la exposición a la radiación ionizante, tanto de manera directa como indirecta se mide en Sievert (Sv), unidad de equivalencia de dosis de radiación ionizante del Sistema Internacional de Unidades (SI). La dosimetría interna de la dosis absorbida por unidad de actividad administrada se puede calcular de acuerdo con la publicación nº106 de la ICRP (Comisión Internacional de Protección Radiológica) (**Tabla 1**) (5).

ÓRGANO	DOSIS ABSORBIDA POR UNIDAD DE ACTIVIDAD ADMINISTRADA (mGy/MBq)				
	Adulto	15 años	10 años	5 años	1 año
Glándulas adrenales	0,012	0,016	0,024	0,039	0,071
Vejiga	0,13	0,16	0,25	0,34	0,47
Superficies óseas	0,011	0,016	0,022	0,034	0,064
Cerebro	0,038	0,039	0,041	0,046	0,063
Mamas	0,0088	0,011	0,018	0,029	0,056
Vesícula biliar	0,013	0,016	0,024	0,037	0,070
Tracto gastrointestinal	0,011	0,014	0,022	0,035	0,067
Estómago					
Intestino delgado	0,012	0,016	0,025	0,040	0,073
Colon	0,013	0,016	0,025	0,039	0,070
	0,012	0,015	0,024	0,038	0,070

Intestino grueso ascendente	0,014	0,017	0,027	0,041	0,070
Intestino grueso descendente					
Corazón	0,067	0,087	0,13	0,21	0,38
Riñones	0,017	0,021	0,029	0,045	0,078
Hígado	0,021	0,028	0,042	0,063	0,12
Pulmones	0,020	0,029	0,041	0,062	0,12
Músculos	0,010	0,013	0,020	0,033	0,062
Esófago	0,012	0,015	0,022	0,035	0,066
Ovarios	0,014	0,018	0,027	0,043	0,076
Páncreas	0,013	0,016	0,026	0,040	0,076
Médula ósea roja	0,011	0,014	0,021	0,032	0,059
Piel	0,0078	0,0096	0,015	0,026	0,050
Bazo	0,011	0,014	0,021	0,035	0,066
Testículos	0,011	0,014	0,024	0,037	0,066
Tiroides	0,010	0,013	0,021	0,034	0,065
Útero	0,018	0,022	0,036	0,054	0,090
Resto del organismo	0,012	0,015	0,024	0,038	0,064
Dosis efectiva (mSv/MBq)	0,019	0,024	0,037	0,056	0,095

Tabla 1. Dosimetría interna de la [18F]F-FDG, dosimetría calculada como dosis absorbida por unidad de actividad administrada (mGy/MBq). Tomado de la Ficha Técnica de GLUSCAN 600 MBq/mL solución inyectable (3).

Por otro lado, el fundamento de la protección radiológica es la protección de los individuos, de sus descendientes y de la humanidad en su conjunto, de los riesgos derivados de aquellas actividades que, debido a los equipos o materiales que utilizan, suponen la exposición a radiaciones ionizantes. Existen dos tipos de efectos biológicos por la exposición a radiaciones ionizantes. Los efectos que ocurren con seguridad al superarse un valor determinado de dosis recibida (deterministas) y los que tienen una probabilidad de ocurrencia creciente al aumentar dicha dosis (estocásticos). En este sentido, la ICRP considera que el objetivo principal de la protección radiológica es evitar la aparición de efectos biológicos deterministas y limitar al máximo la probabilidad de aparición de los estocásticos.

Los tres principios básicos de las recomendaciones actuales de la ICRP son:

- Justificación: no debe adoptarse ninguna práctica que signifique exposición a la radiación ionizante si su introducción no produce un beneficio neto positivo.
- Optimización o principio ALARA: ALARA son las siglas de la expresión "Tan bajo como sea razonablemente posible" traducida del inglés (*As Low As Reasonably Achievable*). Todas las exposiciones a la radiación deben ser mantenidas a niveles tan bajos como sea razonablemente posible. Toda dosis de radiación implica algún tipo de riesgo por ello no es suficiente cumplir con los límites de dosis que están fijados en la normativa nacional. Las dosis deben reducirse aún más, siempre que sea razonadamente posible.
- Límite de dosis: las dosis de radiación recibidas por las personas no deben superar los límites establecidos en la normativa nacional. Los límites de dosis establecidos en la legislación española garantizan que las personas no sean expuestas a un nivel de riesgo inaceptable.

El Consejo de Seguridad Nuclear (CSN) es la institución española que tiene como fin velar por la seguridad nuclear y protección radiológica y del medio ambiente. Considera que los pacientes sometidos a exploraciones médicas con radiaciones ionizantes deben ser considerados de manera especial desde el punto de vista de la protección radiológica, debido a que esta exposición debe suponer un gran beneficio diagnóstico o terapéutico frente al posible daño que puedan causar. Además, los procedimientos diagnósticos deben optimizarse a fin de obtener una imagen diagnóstica adecuada con la menor dosis posible (6).

2. OBJETIVOS

La Ley 29/2006, de 26 de julio, de garantías y uso racional de los medicamentos y productos sanitarios, considera en su capítulo V a los radiofármacos como medicamentos especiales con un régimen específico propio, en el que el especialista en radiofarmacia es el profesional competente para su preparación en unidades de radiofarmacia debidamente autorizadas (7). Además, en la Orden SCO/2733/2007, de 4 de septiembre, por la que se aprueba y publica el programa formativo de la especialidad de Radiofarmacia, se indica que el especialista en radiofarmacia es el responsable del buen uso de los radiofármacos a través de la adecuada selección, custodia y gestión de los mismos, en aras de conseguir una óptima utilización con calidad, seguridad y efectividad-coste, de acuerdo con los principios de la correcta preparación radiofarmacéutica y la legislación vigente (8).

Por otro lado, el Real Decreto 673/2023, de 18 de julio, por el que se establecen los criterios de calidad y seguridad de las unidades asistenciales de medicina nuclear determina que el médico/a especialista en medicina nuclear es el responsable de prescribir el radiofármaco a utilizar y la actividad a administrar (aplicable a radiofármacos de diagnóstico y terapia) (9).

Teniendo en cuenta todo lo anterior expuesto, cabe destacar que en el servicio de medicina nuclear del Hospital General Universitario Santa Lucía no se realizan prescripciones médicas de radiofármacos PET. Las exploraciones PET-TC con [18F]F-FDG se realizan utilizando una posología genérica de 360-400 MBq por paciente, que no tiene en cuenta las especificaciones técnicas de la cámara utilizada ni se ajusta al peso o superficie corporal del paciente. Este protocolo supone un aumento de la dosimetría de la exploración PET-TC con [18F]F-FDG en la mayoría de los pacientes; por este motivo, este trabajo tiene como objetivo principal modificar este protocolo a través de un consejo multidisciplinar y comprobar la calidad de las exploraciones. Como objetivo secundario se propone hacer un registro de todas las prescripciones médicas de radiofármacos PET según la exploración PET-TC indicada.

3. MATERIAL Y MÉTODOS

3.1 Ámbito y función

El Hospital General Universitario Santa Lucía (HGUSL) forma junto al Hospital General Universitario Santa María del Rosell, el Complejo Hospitalario de Cartagena. Este hospital forma parte del área II de salud (Cartagena), la cual incluye los municipios de Cartagena, La Unión, Fuente Álamo y Mazarrón. Pertenece al Servicio Murciano de Salud (SMS) organismo encargado del sistema de prestaciones sanitarias públicas de la comunidad autónoma española de la Región de Murcia. El SMS cuenta, en la actualidad, con dos Servicios de Medicina Nuclear: uno en el Hospital Clínico Universitario Virgen de la Arrixaca (HCUVA), inaugurado en 1976, y el otro en el HGUSL, inaugurado en 2011. El servicio de medicina nuclear del HCUVA, hospital de referencia de la región, cuenta con 2 gammacámaras SPETC-TC, 1 gammacámara SPETC y 1 PET-TC. Sin embargo, el servicio de medicina nuclear del HGUSL solo cuenta con una gammacámara SPETC-TC y un PET-TC. El servicio de medicina nuclear del HGUSL está situado en la planta baja (P0) del bloque 5 de este hospital y las instalaciones del PET-TC en el sótano (P-1) en este mismo bloque.

En el momento de realización de este trabajo, la dotación de equipamiento PET-TC en la Región de Murcia es de 2 cámaras PET-TC para casi 1,5 millones de habitantes (esto se traduce en 750.000 habitantes por cámara). Esta situación comparada con la provincia de Alicante (1,86 millones de habitantes para 5 cámaras PET-TC que suponen 372.000 habitantes por cámara) conlleva al incremento en las listas de espera para estas pruebas, a la sobrecarga asistencial y en algunos casos al *burn out* laboral. Debido a esta fatiga, los compañeros del servicio de medicina nuclear nunca se habían planteado el cambio de protocolo de la exploración PET-TC con [18F]F-FDG ni el uso de prescripciones médicas para pruebas diagnósticas.

3.2 Intervención

3.2.1 Identificación de oportunidad de mejora

La unidad de radiofarmacia situada dentro del servicio de medicina nuclear del HGUSL, tiene como principal función el buen uso de los radiofármacos a través de la adecuada selección, custodia y gestión de los mismos. La responsabilidad final de que en esta unidad se cumpla con toda la legislación vigente recae directamente sobre el facultativo especialista en radiofarmacia, cuya misión en este trabajo ha sido investigar, analizar protocolos y proponer mejoras, en caso de ser posibles, que beneficien a los pacientes del servicio de medicina nuclear del HGUSL.

3.2.1 Diseño del estudio de evaluación del nivel de calidad

Investigación experimental con diseño antes-después para evaluar mediante un abordaje cualitativo y cuantitativo el ciclo de mejora realizado en la evaluación del protocolo y dosimetría de la exploración PET-TC con [18F]F-FDG.

- Título del estudio
    - "Evaluación del protocolo y dosimetría de la exploración PET-TC con [18F]F-FDG realizados en el servicio de medicina nuclear del HGSL"
- Definición del problema u oportunidad de mejora
    - Mejora y adecuación de los protocolos de la exploración PET-TC con [18F]F-FDG a la legislación vigente.

- Análisis efectuado
    - Las causas que pueden influir en el problema de calidad identificado fueron analizadas utilizando un diagrama de causa-efecto.

3.2.2 Diagrama de causa-efecto

El análisis de causa raíz (ACR), también conocido como espina de pescado por el aspecto gráfico que presenta o diagrama de Ishikawa, es una herramienta que permite descomponer un problema de calidad en elementos identificables y manejables para su intervención considerados causas potenciales del problema estudiado. Esto permite identificar todas las distintas causas que pueden influir en el problema de calidad estudiado o detectar áreas problemáticas de manera global. Una vez se han conocido las causas, conviene reflexionar sobre el nivel de conocimiento del problema en conjunto y si es necesario ampliar el grado de conocimiento de estas causas potenciales. Por último, se puede realizar la cuantificación de estas causas para dar comienzo la parte experimental del ciclo.

El diagrama representa la relación entre un problema de calidad, en este caso los problemas de calidad asociados al "protocolo de la exploración PET-TC con [18F]F-FDG" (efecto), y sus causas potenciales, según se muestra en la siguiente figura (**Figura 2**).

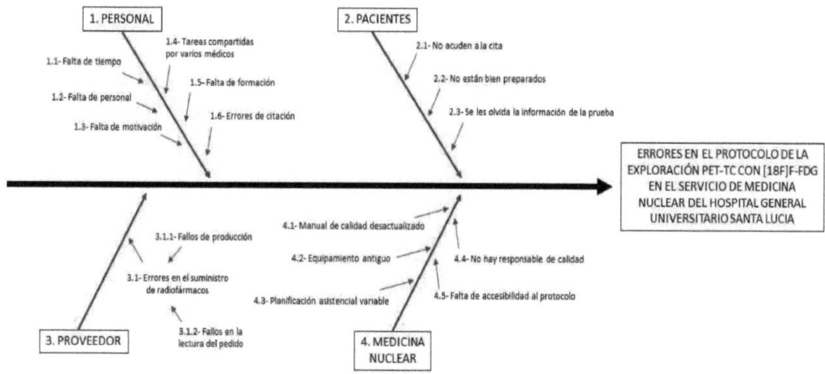

Figura 2. Diagrama de causa y efecto para analizar la oportunidad de mejora: mejora y adecuación de los protocolos de la exploración PET-TC con [18F]F-FDG a la legislación vigente.

3.2.3 Definición de causas presentadas en función de su traducción operativa para la continuidad del ciclo de mejora

Según las causas que influyen en un problema de calidad identificado estas pueden ser:

- Causas no modificables: aquellas que no se pueden intervenir, pero es importante tenerlas en cuenta ya que, se pueden derivar situaciones a tener en consideración.
- Causas modificables hipotéticas: se percibe que puede existir relación con el problema de calidad, se pueden modificar con los recursos y conocimientos disponibles.

- Causas modificables evidenciadas científicamente no cuantificadas: no se conoce la frecuencia con la que ocurren, determinando el nivel de calidad existente.
- Causas modificables evidenciadas científicamente cuantificadas: aquellas en las que se conoce la frecuencia con la que ocurre, se debe incidir en hacer lo que está sustentado, pero no se hace.

Según estas definiciones, las causas que influyen en el problema de calidad identificado en este estudio se pueden catalogar como se muestra en la siguiente tabla (**Tabla 2**).

Causas no modificables	**Causas modificables**		
	Causas hipotéticas (sin evidencia)	Causas evidenciadas cuantificadas	Causas evidenciadas no cuantificadas
2.1- Paciente no acude a la cita	1.1- Falta de tiempo del personal	1.2- Falta de personal	4.1- Manual de calidad desactualizado
2.2- Paciente no está bien preparado	1.3- Falta de motivación del personal	3.1- Errores en el suministro de radiofármacos	4.2- Equipamiento antiguo
2.3- Paciente no se acuerda de la preparación de la prueba	1.5- Falta de formación	3.1.1- Fallos de producción	4.3- Planificación asistencial variable
1.6- Errores de citación	1.4- Tareas compartidas por varios médicos	3.1.2- Fallos en la lectura del pedido	4.4- No hay responsable de calidad
			4.5- Falta de accesibilidad al protocolo

Tabla 2. Clasificación de causas identificadas que influyen en el problema de calidad identificado.

3.2.3.1 Criterios para evaluar la calidad

Se construyeron los criterios fiables y válidos para medir la calidad inicial y se busca documentar la mejora conseguida. A continuación, se describen los criterios seleccionados, criterios definidos con sus respectivas excepciones y aclaraciones basados en la evidencia científica existente (**Tabla 3**). Se tuvieron como referencia los siguientes documentos:

- Ley 29/2006, de 26 de julio, de garantías y uso racional de los medicamentos y productos sanitarios (7).

- Orden SCO/2733/2007, de 4 de septiembre, por la que se aprueba y publica el programa formativo de la especialidad de Radiofarmacia (8).

- Real Decreto 673/2023, de 18 de julio, por el que se establecen los criterios de calidad y seguridad de las unidades asistenciales de medicina nuclear (9).

- Ficha técnica del radiofármaco GLUSCAN 600 MBq/mL (3).

- Guía de práctica clínica de la SNMMI y EANM para procedimientos estándar y pediátricos de exploraciones PET-TC con [18F]F-FDG (4).

Criterio	Enunciado	Excepciones	Aclaraciones
Criterio 1	Adecuación de la <u>posología</u> de la exploración PET-TC con [18F]F-FDG a la normativa vigente.	Dosis pediátricas indicadas para pacientes menores de 18 años. Dosis para exploraciones de perfusión y metabolismo cerebral.	La posología deberá ser según la ficha técnica y las recomendaciones de la SNMMI y EANM de 3,7MBq/kg.
Criterio 2	Adecuación de la <u>dosimetría</u> de la exploración PET-TC con [18F]F-FDG a la normativa vigente.	Exploraciones pediátricas indicadas para pacientes menores de 18 años. Dosis para exploraciones de perfusión y metabolismo cerebral.	La dosimetría del radiofármaco [18F]F-FDG deberá ser según la ficha técnica y las recomendaciones de la SNMMI y EANM las calculadas para una dosis de 3,7MBq/kg.
Criterio 3	La dispensación de la [18F]F-FDG debe ir acompañado de una prescripción médica.	No aplican excepciones.	La prescripción aparecerá en la hoja de exploración del paciente firmada por el médico nuclear informante.
Criterio 4	El proveedor envía el radiofármaco de acuerdo con lo solicitado.	No aplican excepciones.	No aplican aclaraciones.
Criterio 5	El paciente acude a la cita bien preparado.	Pacientes ingresados.	Preparación correcta: ayunas 8h (6h para diabéticos), bien hidratados y glucemia controlada.

Tabla 3. Criterios seleccionados para evaluar la calidad del problema "Mejora y adecuación de los protocolos de la exploración PET-TC con [18F]F-FDG a la legislación vigente".

3.2.3.2 Análisis de validez de los criterios

La validez de los criterios es el grado en que la variable escogida se correlaciona con un criterio de referencia objetivo, fiable y que esté ampliamente aceptado como una buena medida del fenómeno de interés. El análisis de la validez de los criterios seleccionados se muestra en la siguiente tabla (**Tabla 4**).

Atributo	Criterio	Justificación
Validez facial	Todos	Los criterios son relevantes para el problema a evaluar, son necesarios para garantizar el cumplimiento de la legislación vigente y las recomendaciones de las sociedades de medicina nuclear más importantes.
Validez de contenido	Todos	Los criterios miden el nivel de calidad científico-técnica, permiten conocer el cumplimiento sobre el nivel de calidad de la atención prestada.
Necesidad o expectativa que satisface	Todos	Proporcionar una atención personalizada al paciente, mejorar la seguridad y la calidad a todos los pacientes sometidos a una exploración PET-TC con [18F]F-FDG.
Validez del criterio	Todos	Actualmente la evidencia en cuanto a protocolos de exploración PET-TC con [18F]F-FDG vienen establecidas por la normativa vigente citada en el apartado 3.2.3.1.

Tabla 4. Análisis de la validez de los criterios seleccionados para evaluar la calidad del problema "Mejora y adecuación de los

protocolos de la exploración PET-TC con [18F]F-FDG a la legislación vigente".

3.2.4 Marco temporal para la extracción de casos a evaluar

Para la evaluación de la calidad o cumplimiento de los criterios seleccionados se estableció la siguiente cronología:

- Septiembre 2022:
  - Identificación de la oportunidad de mejora
  - Del 1 al 30 de septiembre se recogen los datos pertenecientes a los pacientes que acuden al servicio de medicina nuclear del HGU Santa Lucía para someterse a una exploración PET-TC con [18F]F-FDG.
- Octubre 2022:
  - Análisis y discusión de datos.
  - Diseño de la intervención.
    - Reuniones con los servicios de medicina nuclear y radiofísica hospitalaria para la modificación del protocolo.
    - Implementación de la intervención diseñada.
- Noviembre 2022:
  - Del 1 al 30 de noviembre se recogen los datos pertenecientes a los pacientes que acuden al servicio de medicina nuclear del HGU Santa Lucía para someterse a una exploración PET-TC con [18F]F-FDG.
  - Reevaluación.

3.2.4.1 Fuente de datos

- Para la identificación de los casos o unidades de estudio se recogieron los registros de las hojas de exploración PET-TC con [18F]F-FDG de cada paciente.
- Para la obtención de registros de pedidos de [18F]F-FDG elegidos en este estudio sobre el cumplimiento del criterio 4, se realizó una revisión de los pedidos almacenados en la base de datos de la unidad de radiofarmacia y el registro de no conformidades de la unidad de radiofarmacia.

3.2.4.2 Identificación y muestreo de las unidades de estudio

- Marco muestral: para todos los criterios el marco muestral fueron los pacientes que precisaron una exploración PET-TC con [18F]F-FDG.
    - El número total de pacientes para el primer estudio (septiembre de 2022) fue de N=430.
    - El número total de pacientes para la reevaluación (noviembre 2022) fue de N= 432.
- Tamaño de muestra: el número de casos a evaluar para todos los criterios fue seleccionado para ser suficiente y garantizar la factibilidad del estudio. Se evaluaron un total de 150 registros.
- Método de muestreo: aleatorio.
    - En el primer estudio se seleccionaron de manera aleatoria y al azar 150 registros de exploración PET-TC con [18F]F-FDG de los 430 realizados en septiembre de 2022.
    - En la reevaluación se utilizó el mismo método de selección, de manera aleatoria y al azar. Se seleccionaron otros 150 registros de exploración PET-TC

con [18F]F-FDG de los 432 realizados en noviembre de 2022.

3.2.4.3 Tipo de evaluación

- En relación con la iniciativa para evaluar: evaluación interna.
- En relación con la acción temporal a la acción evaluada: evaluación retrospectiva.
- En relación con las personas responsables de extraer los datos: autoevaluación y evaluación cruzada.

3.2.4.4 Recogida de datos

La recogida de datos se realizó en una base de datos formato hoja de cálculo (Excel) diseñado para este estudio, con diferentes celdas para la evaluación de todos los criterios.

3.2.4.5 Técnicas estadísticas

Para calcular la significación estadística de los resultados obtenidos se calculó el valor de z, valor estadístico estándar de la distribución normal. Además, para la realización de gráficas y análisis de datos se utilizó el programa de cálculo Microsoft Excel 365.

3.2.4 Consideraciones éticas

Durante la realización de este estudio se respetó la confidencialidad sobre la identidad de los datos de carácter personal de los pacientes de acuerdo con la Ley Orgánica 3/2018, de 5 de diciembre, de Protección de Datos Personales y Garantía de los Derechos Digitales.

4. RESULTADOS

4.1 Análisis y presentación de los datos de la evaluación inicial

Para la primera evaluación se eligieron aleatoriamente 150 hojas de exploración PET-TC con [18F]F-FDG de los 430 pacientes realizados durante el mes de septiembre de 2022. Para los registros de pedidos de [18F]F-FDG y sus incidencias se recogieron aleatoriamente los datos almacenados en la base de datos de la unidad de radiofarmacia y el registro de no conformidades de la unidad de radiofarmacia de 150 pedidos de [18F]F-FDG. El grado de cumplimiento de cada criterio en esta primera evaluación se muestra en la siguiente tabla (**Tabla 5**).

Criterio	Nº absoluto de cumplimientos	Estimación puntual (%)	IC95%*	%C±IC95%
1. Adecuación de la <u>posología</u> de la exploración PET-TC con [18F]F-FDG a la normativa vigente.	23	15,3%	0,06	15,3±0,06
2. Adecuación de la <u>dosimetría</u> de la exploración PET-TC con [18F]F-FDG a la normativa vigente.	23	15,3%	0,06	15,3±0,06
3. La dispensación de la [18F]F-FDG debe ir acompañado de una prescripción médica.	0	0%	0	0
4. El proveedor envía el radiofármaco de acuerdo con lo solicitado.	147	98,0%	0,02	98±0,02
5. El paciente acude a la cita bien preparado.	132	88,0%	0,04	88±0,05

Tabla 5. Grado de cumplimentación de los criterios de la evaluación inicial de septiembre de 2022. *El cálculo del intervalo de confianza no se ha ajustado por tamaño del universo ya que, n > 10% N. Estimación puntual ± 1.96*error estándar para un intervalo de confianza del 95%.

4.1.1 Análisis de los defectos de la calidad y priorización de la intervención

En la siguiente tabla (**Tabla 6**) se presentan los criterios ordenados en sentido decreciente de acuerdo con el número de incumplimientos. La frecuencia relativa se calculó dividiendo la frecuencia absoluta de incumplimientos del criterio correspondiente entre el total de incumplimiento hallados. En la última columna se muestra la frecuencia acumulado de incumplimientos.

Criterio	Nº absoluto de incumplimientos (Frecuencia Absoluta)	Frecuencia Relativa (%)	Frecuencia Acumulada (%)
3. La dispensación de la [18F]F-FDG debe ir acompañado de una prescripción médica.	150	35%	35%
1. Adecuación de la posología de la exploración PET-TC con [18F]F-FDG a la normativa vigente.	127	30%	65%
2. Adecuación de la dosimetría de la exploración PET-TC con [18F]F-FDG a la normativa vigente.	127	30%	95%
5. El paciente acude a la cita bien preparado.	18	4%	99%

4. El proveedor envía el radiofármaco de acuerdo con lo solicitado.	3	1%	100%

Tabla 6. Frecuencia absoluta y relativa de incumplimiento de los criterios en la evaluación inicial de septiembre de 2022.

4.1.2 Diagrama de Pareto inicial con frecuencia absoluta y acumulada de incumplimientos

Para una correcta estimación del nivel de cumplimiento de los criterios a evaluar y poder dar conocimiento real de los aspectos evaluados para poner en evidencia los criterios más necesitados de mejora, se ha escogido la representación gráfica conocida como diagrama de Pareto. Para su elaboración se han ordenado de mayor a menor el número de incumplimientos y completado una curva de frecuencia acumulada expresada en porcentaje, con la finalidad de obtener una visualización conjunta de los criterios que aportan un mayor número de defectos de calidad y poder identificar en la curva de frecuencia acumulada cuales son para intervenir en su mejora.

De acuerdo con los resultados de la primera evaluación se puede observar que el criterio 3 ha sido el criterio con menor cumplimiento, seguidos de los criterios 1 y 2 en la misma proporción. Por otro lado, los criterios 5 y 4 han sido los que han presentado un mayor número de cumplimientos siendo el criterio 4 el criterio con únicamente 3 incumplimientos. La representación gráfica del diagrama de Pareto de esta evaluación inicial se muestra en la siguiente figura (**Figura 3**).

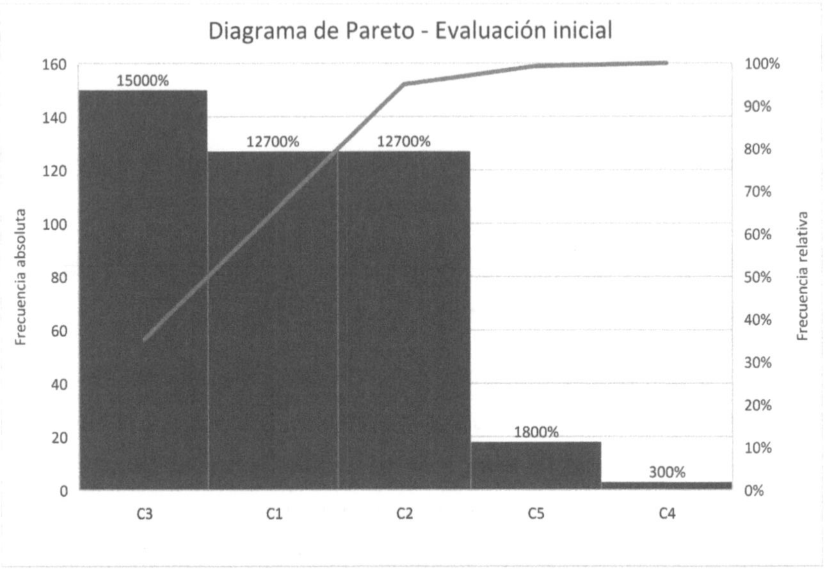

Figura 3. Diagrama de Pareto: Evaluación inicial septiembre 2022.

Como se puede observar, los criterios 3, 1 y 2 representan el 95% de los defectos de calidad o incumplimientos encontrados en esta primera evaluación, por lo que la intervención se va a dirigir prioritariamente a ellos.

4.1.3 Intervenciones para mejorar

Para el diseño de la intervención de mejora de calidad se organizó una reunión con los facultativos especialistas del servicio de medicina nuclear y el jefe de servicio de protección radiológica y radiofísica hospitalaria. En esta reunión se trazaron las siguientes estrategias y actividades a realizar tras conocer el resultado de la primera evaluación:

- Revisión y documentación de la legislación vigente.
- Lluvia de ideas de las posibles soluciones a los problemas de calidad encontrados con el personal implicado.
- Investigación de los requisitos del equipamiento PET-TC para comprobar las especificaciones técnicas del equipo.
- Seguimiento de calidad del equipamiento frente al cambio de posología.
- Seguimiento de calidad de las exploraciones PET-TC con [18F]F-FDG durante la primera semana del cambio de posología.

4.1.4 Control de la implementación de intervenciones para mejorar

Para hacer el seguimiento de las intervenciones se realizó un diagrama de Gantt. Esta representación gráfica se muestra en la figura (**Figura 4**) permite ver y monitorizar de manera cronológica la ejecución del plan de mejora. Además, se incluye una lista de intervenciones y responsables de cada tarea.

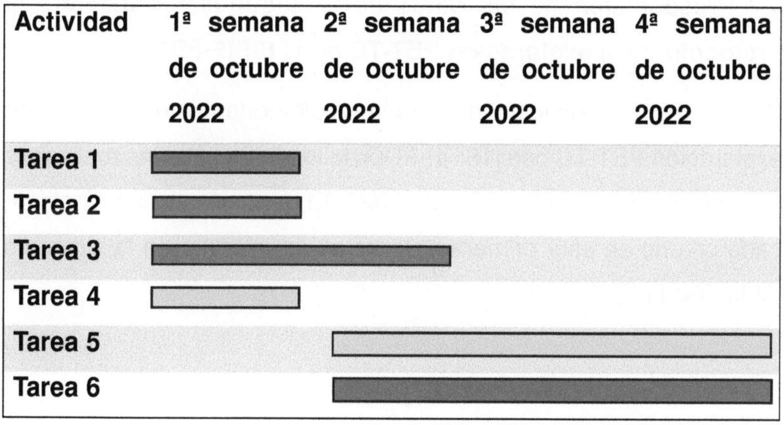

Actividad	1ª semana de octubre 2022	2ª semana de octubre 2022	3ª semana de octubre 2022	4ª semana de octubre 2022
Tarea 1				
Tarea 2				
Tarea 3				
Tarea 4				
Tarea 5				
Tarea 6				

	Intervención	Responsable
Tarea 1.	Revisión y documentación de la legislación vigente	Ángeles García Aliaga (Radiofarmacia)
Tarea 2.	Lluvia de ideas	Ángeles García Aliaga (Radiofarmacia)
Tarea 3.	Diseño de las prescripciones	Ángeles García Aliaga (Radiofarmacia)
Tarea 4.	Investigación técnica del equipamiento	Radiofísica hospitalaria
Tarea 5.	Seguimiento del equipamiento	Radiofísica hospitalaria
Tarea 6.	Seguimiento de las exploraciones	Medicina nuclear

Figura 4. Diagrama de Gantt: intervenciones a realizar para la mejora y adecuación de los protocolos de la exploración PET-TC con [18F]F-FDG a la legislación vigente.

4.2 Presentación de los datos de la segunda evaluación del protocolo de la exploración PET-TC con [18F]F-FDG

Para la segunda evaluación se eligieron aleatoriamente 150 hojas de exploración PET-TC con [18F]F-FDG de los 432 pacientes realizados durante el mes de noviembre de 2022. El grado de cumplimiento de cada criterio en esta primera evaluación se muestra en la siguiente tabla (**Tabla 7**).

Criterio	Nº absoluto de cumplimientos	Estimación puntual (%)	IC95%*	%C±IC95%
1. Adecuación de la <u>posología</u> de la exploración PET-TC con [18F]F-FDG a la normativa vigente.	150	100%	0	100%
2. Adecuación de la <u>dosimetría</u> de la exploración PET-TC con [18F]F-FDG a la normativa vigente.	150	100%	0	100%
3. La dispensación de la [18F]F-FDG debe ir acompañado de una prescripción médica.	150	100%	0	100%
4. El proveedor envía el radiofármaco de acuerdo con lo solicitado.	148	98,7%	0,02	98,7±0,02
5. El paciente acude a la cita bien preparado.	128	85,3%	0,06	85,3±0,06

Tabla 7. Grado de cumplimentación de los criterios de la segunda evaluación de noviembre de 2022. *El cálculo del intervalo de confianza no se ha ajustado por tamaño del universo ya que, n > 10% N. Estimación puntual ± 1.96*error estándar para un intervalo de confianza del 95%.

La segunda evaluación muestra que los criterios 1 y 2 que presentaban un cumplimiento del 15,3%, en esta evaluación han alcanzado un cumplimiento del 100%. Esto es debido a que en la primera evaluación únicamente cumplían estos dos criterios los pacientes que pesaban más de 90 kg y en la segunda evaluación se ha cumplido para todos los pacientes independientemente de su peso corporal. El criterio 3 ha pasado de un 0% de cumplimientos al 100% gracias a la inclusión de la prescripción médica en la hoja de exploración de los pacientes. El sistema de prescripción médica diseñado en ese ciclo de mejora se ha implantado también para todas las exploraciones PET-TC. Por último, en los criterios 4 y 5 no se ven cambios significativos entre el porcentaje de cumplimientos de las dos evaluaciones.

4.2.1 Incumplimiento de criterios en la segunda evaluación

En la siguiente tabla (**Tabla 8**) se muestran los criterios ordenados en sentido decreciente según el número de incumplimientos. El tamaño de la muestra seleccionado para la reevaluación se mantuvo constante en 150 registros para todos los criterios.

Criterio	Nº absoluto de incumplimientos. (Frecuencia Absoluta)	Frecuencia Relativa (%)	Frecuencia Acumulada (%)
5. El paciente acude a la cita bien preparado.	22	92%	92%
4. El proveedor envía el radiofármaco de acuerdo con lo solicitado.	2	8%	100%
1. Adecuación de la posología de la exploración PET-TC con [18F]F-FDG a la normativa vigente.	0	0%	100%

2. Adecuación de la <u>dosimetría</u> de la exploración PET-TC con [18F]F-FDG a la normativa vigente.	0	0%	100%
3. La dispensación de la [18F]F-FDG debe ir acompañado de una prescripción médica.	0	0%	100%

Tabla 8. Frecuencia absoluta y relativa de incumplimiento de los criterios en la segunda evaluación de noviembre de 2022.

La segunda evaluación refleja que una vez mejorado el protocolo de exploración PET-TC con [18F]F-FDG para cumplir con la normativa vigente, el criterio 5 (el paciente acude a la cita bien preparado) con un 92% de incumplimiento, es el criterio con mayor margen de mejora y puede suponer el próximo objetivo de cara a otra evaluación.

4.2.2 Diagrama de Pareto de la segunda evaluación con frecuencia absoluta y acumulada de incumplimientos.

De acuerdo con los resultados de la segunda evaluación se puede observar que el criterio 5 ha sido el criterio con menor cumplimiento seguido del criterio 4. El resto de los criterios han alcanzado un cumplimiento del 100%. La representación gráfica del diagrama de Pareto de esta segunda evaluación se muestra en la siguiente figura (**Figura 5**).

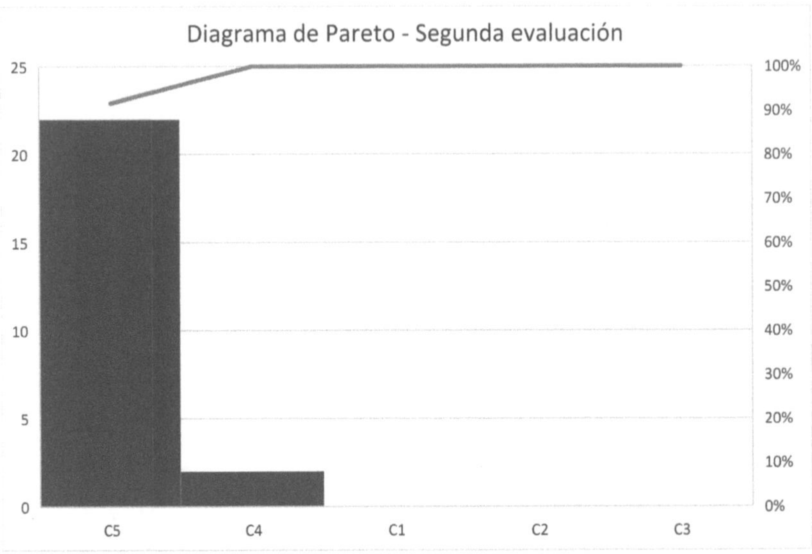

Figura 5. Diagrama de Pareto: segunda evaluación noviembre 2022.

4.3 Reevaluación, análisis y presentación de resultados comparativos de las dos evaluaciones.

La presentación de los datos reevaluados se muestra de forma numérica y de forma gráfica mediante el gráfico de Pareto antes-después con la finalidad de conocer el nivel de calidad alcanzado tras las intervenciones implantadas durante el estudio, además de conocer si estas mejoras han tenido significancia estadística en comparación al resultado obtenido en la evaluación inicial que detectó el problema de calidad a mejorar.

4.3.1 Análisis conjunto de ambas evaluaciones

Se elaboró la siguiente tabla (**Tabla 9**) para conocer la proporción de cumplimiento puntual (P1 y P2) junto a los intervalos de confianza al 95% (IC95) de los criterios evaluados y la mejora conseguida (absoluta y relativa). Estos datos se utilizaron para calcular el grado de significación estadística de la mejora observada según la fórmula:

$$z = \frac{p_2 - p_1}{\sqrt{p(1-p)\left(\frac{1}{n_1} + \frac{1}{n_2}\right)}}$$

Criterio	1º Evaluación n=150		2º Evaluación n=150		Mejora absoluta P2-P1	Mejora relativa (P2-P1)/(1-P1)	Valor Z	Significación Estadística (p)
	P1	±IC95%	P2	±IC95%				
C1	15,3	0,05	100	0	84,7	100%	15,1	<0,001
C2	15,3	0,05	100	0	84,7	100%	15,1	<0,001
C3	0	0	100	0	100	100%	17,5	<0,001
C4	98,8	0,02	98,7	0,02	-0,01	-0,8%	0,80	0,788
C5	88	0,04	85,3	0,06	-2,7	-22,5%	0,70	0,758

Tabla 9. Análisis conjunto de ambas evaluaciones. P1: cumplimiento en la primera evaluación, P2: cumplimiento en la segunda evaluación.

Como se puede observar en la tabla, hubo una mejora absoluta del 100% en el criterio 3 (la dispensación de la [18F]F-FDG debe ir acompañado de una prescripción médica) gracias a la implementación de las prescripciones en la hoja de exploración de los pacientes. Además, la modificación de la posología supuso una mejora absoluta del 84,7% para los criterios 1 (adecuación de la posología de la exploración PET-TC con [18F]F-FDG a la normativa vigente) y 2 (adecuación de la dosimetría de la exploración PET-TC con [18F]F-FDG a la normativa vigente). Por otro lado, se observó un decrecimiento en los criterios 4 (el proveedor envía el radiofármaco de acuerdo con lo solicitado) y 5 (el paciente acude a la cita bien preparado).

Respecto a la mejora relativa calculada en la tabla, los criterios 1, 2 y 3 han mejorado un 100% respecto a la primera evaluación. Los criterios 4 y 5 muestran una mejora relativa en negativo del -0,8% y -22,5% respectivamente, esto implica un empeoramiento respecto a la primera evaluación. No obstante, resulta necesario si estos empeoramientos son debidos a la intervención realizada o si, por el contrario, puede ser fruto del azar. Por tanto, para determinar la significación estadística (p) se obtuvo en primer lugar los valores de Z en cada diferencia de proporciones asumiendo el método de una cola por ser menos restrictivo.

Posteriormente, a partir de los valores de Z obtenidos mediante la fórmula mostrada anteriormente y utilizando los valores de la tabla de "probabilidades de un extremo o cola de la curva estándar normal" se generaron los resultados de la columna de significación estadística sobre los cuales, se puede realizar el siguiente análisis. Teniendo en cuenta el límite de riesgo es $p < 0,05$, se puede afirmar que la diferencia entre las dos evaluaciones es estadísticamente significativa para los criterios 1, 2 y 3. En estos casos se rechaza la hipótesis nula (variación debida al azar), por lo cual podemos afirmar que la mejora en estos casos es real. En el caso de los criterios 4 y 5, al obtener unos valores de Z de 0,80 y 0,70 con unos valores de p de 0,788 y 0,758 respectivamente, se acepta la hipótesis nula que indicaría que este empeoramiento puede ser debido al azar y no necesariamente a la intervención realizada.

4.3.2 Diagrama de Pareto antes-después con frecuencia absoluta y acumulada de incumplimientos

Con el fin de comparar las dos evaluaciones de manera gráfica se ha elaborado un diagrama de Pareto antes-después para poner en evidencia la mejora obtenida con la intervención de este estudio (**Figura 6**).

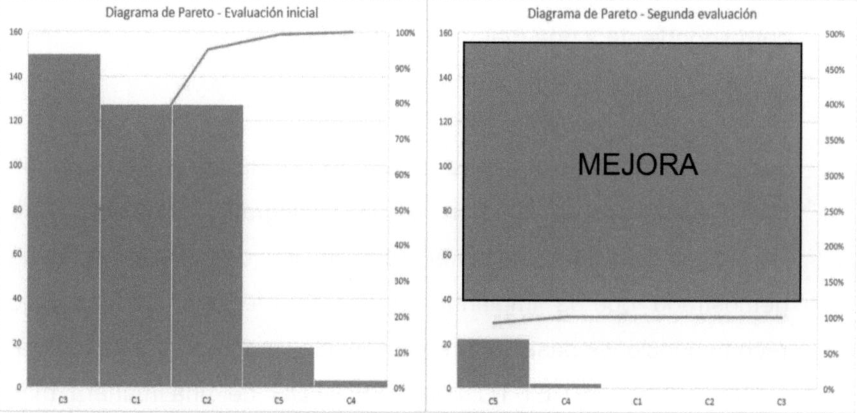

Figura 6. Diagrama de Pareto antes (septiembre 2022) y después (noviembre 2022).

Este diagrama muestra por un lado que, de los 425 incumplimientos identificados en la primera evaluación a los 24 obtenidos en la segunda evaluación, el número total de incumplimientos a descendido en 401 registros. Esto supone una reducción muy significativa de incumplimientos entre las dos evaluaciones.

Por otro lado, se evidencia que en la primera evaluación el 95% de incumplimientos estaba representado por los criterios 3, 1 y 2, mientras que, en la segunda, únicamente el criterio 5 ha supuesto un 92% de los incumplimientos de esta evaluación. Este criterio deberá ser el objeto a mejorar en futuras evaluaciones para conseguir una mejora continua de la calidad.

Por último, la altura del rectángulo naranja representa la mejora alcanzada corresponde a la diferencia entre el total de incumplimientos entre las dos evaluaciones. Es decir, 401 incumplimientos menos entre la primera y segunda evaluación, correspondiente a una mejora absoluta del 95%.

5. DISCUSIÓN

La intención de mejorar el protocolo de exploración PET-TC con [18F]F-FDG tras la revisión de la bibliografía disponible y la legislación publicada, motivó el presente ciclo de mejora, el cual ha demostrado que la implantación de las medidas creadas bajo recomendaciones basadas en la evidencia científica permite realizar las exploraciones PET-TC con [18F]F-FDG de una manera más segura para los pacientes.

En los resultados se pudo concluir que los criterios 4 (el proveedor envía el radiofármaco de acuerdo con lo solicitado) y 5 (el paciente acude a la cita bien preparado) no presentaron cambios, ya que, aunque la mejora relativa mostraba un empeoramiento de estos criterios en la segunda evaluación, esta diferencia no tuvo significación estadística. Sin embargo, en la segunda evaluación el criterio 5 acumuló el 95% de los incumplimientos registrados y podría ser interesante realizar un ciclo de mejora centrado en la preparación de los pacientes para exploraciones de medicina nuclear. Por otra parte, para el criterio 4 podría ser interesante realizar anualmente evaluaciones de proveedores para llevar un control de desabastecimientos de radiofármacos y conocer mejor las causas que conllevan una falta de suministros de estos medicamentos.

Con respecto a los criterios 1 (adecuación de la posología de la exploración PET-TC con [18F]F-FDG a la normativa vigente) y 2 (adecuación de la dosimetría de la exploración PET-TC con [18F]F-FDG a la normativa vigente), en la primera evaluación únicamente cumplieron estos criterios los pacientes con una masa corporal superior a 90 kg, esto se debe a que la posología estándar de 370 MBq corresponde a una dosis por peso de un paciente de 100 kg y según la ficha técnica el margen de error de posología puede conllevar un margen de error del ±10%. Por lo que, si tomamos de referencia la dosis estándar de 370 MBq y le restamos el 10% obtenemos una dosis "compatible" con una masa corporal superior a 90 kg (333 MBq). Esto ha supuesto que desde la puesta en marcha en 2011 del protocolo PET-TC con [18F]F-FDG en el servicio de medicina nuclear del HGUSL las personas con una masa inferior a 90 kg hayan estado expuestas a más dosimetría en esta exploración de la recomendada por sociedades científicas como la SNNMI o la EANM. Siendo el caso más crítico el de los pacientes con una masa corporal de 50 kg que habrían recibido el doble de la dosimetría de [18F]F-FDG recomendada, incumpliendo con los principales fundamentos de la protección radiológica.

Por último, el criterio 3 (la dispensación de la [18F]F-FDG debe ir acompañado de una prescripción médica) no obtuvo ningún cumplimiento en la primera evaluación y fue a partir de la intervención (en la cual se añadió la prescripción de los radiofármacos PET a la hoja de exploraciones PET-TC) cuando este criterio empezó a cumplir con el Real Decreto 673/2023, de 18 de julio, por el que se establecen los criterios de calidad y seguridad de las unidades asistenciales de medicina nuclear. Obteniendo en la segunda evaluación un cumplimiento del 100%.

En resumen, a partir de la oportunidad de mejora identificada “Mejora y adecuación de los protocolos de la exploración PET-TC con [18F]F-FDG a la legislación vigente” el protocolo de exploración PET-TC con [18F]F-FDG del servicio de medicina nuclear del HGUSL ahora cumple con lo expuesto en: la Ley 29/2006, de 26 de julio, de garantías y uso racional de los medicamentos y productos sanitarios y el Real Decreto 673/2023, de 18 de julio, por el que se establecen los criterios de calidad y seguridad de las unidades asistenciales de medicina nuclear. Además, aunque este estudio comenzó poniendo el foco en el protocolo de exploración PET-TC con [18F]F-FDG, esta mejora se ha ampliado a todos los protocolos PET-TC que se realizan en el servicio de medicina nuclear del HGUSL con diferentes radiofármacos.

6. CONCLUSIONES

1. El problema de calidad seleccionado tras la identificación de los fallos en el protocolo de exploración PET-TC con [18F]F-FDG pudo ser sometido a un ciclo de mejora. Este problema mejoró un 95% gracias a la implantación de medidas y estrategias llevadas a cabo por la unidad de radiofarmacia y los servicios de medicina nuclear y radiofísica hospitalaria del HGUSL.

2. La evaluación inicial de cumplimiento de los criterios establecidos para la mejora y adecuación de los protocolos de la exploración PET-TC con [18F]F-FDG a la legislación vigente permitió conocer las brechas del procedimiento.

3. Las intervención implementada como "inclusión de la prescripción de radiofármacos PET a la hoja de exploraciones PET-TC" ha supuesto la entrada del servicio de medicina nuclear del HGUSL en el marco normativo de la Ley 29/2006, de 26 de julio, de garantías y uso racional de los medicamentos y productos sanitarios y el Real Decreto 673/2023, de 18 de julio, por el que se establecen los criterios de calidad y seguridad de las unidades asistenciales de medicina nuclear.

4. Las sesiones conjuntas llevadas a cabo y la formación basada en la evidencia científica han supuesto una mejora del conocimiento de los protocolos PET-TC además de asentar la cultura de la mejora de la calidad en la unidad de radiofarmacia

y los servicios de medicina nuclear y radiofísica hospitalaria del HGUSL.

5. El ajuste personalizado de las dosis en función de la masa corporal de los pacientes es la manera más eficiente y segura de realizar exploraciones PET-TC con cualquier radiofármaco. Además, personalizar la dosis de radiofármacos podría permitir la reducción y optimización de residuos radiactivos generados en la unidad de radiofarmacia con una planificación adecuada.

7. BIBLIOGRAFIA

1. Lopez-Lopez V, Robles R, Brusadin R, López Conesa A, Torres J, Perez Flores D, et al. Role of 18F-FDG PET/CT vs CT-scan in patients with pulmonary metastases previously operated on for colorectal liver metastases. Br J Radiol. enero de 2018;91(1081):20170216.

2. Peñuelas Sánchez I. Radiofármacos PET. Rev Esp Med Nucl. enero de 2001;20(6):477-98.

3. :: CIMA ::. FICHA TECNICA GLUSCAN 600 MBQ/ML SOLUCION INYECTABLE [Internet]. [citado 17 de julio de 2023]. Disponible en: https://cima.aemps.es/cima/dochtml/ft/81346/FT_81346.html

4. Vali R, Alessio A, Balza R, Borgwardt L, Bar-Sever Z, Czachowski M, et al. SNMMI Procedure Standard/EANM Practice Guideline on Pediatric 18F-FDG PET/CT for Oncology 1.0. J Nucl Med. enero de 2021;62(1):99-110.

5. Sage Journals [Internet]. [citado 9 de agosto de 2023]. Annals of the ICRP - Volume 38, Number 1-2, Feb 01, 2008. Disponible en: https://journals.sagepub.com/doi/suppl/10.1177/ANIB_38_1-2

6. Ministerio de la Presidencia. Real Decreto 1440/2010, de 5 de noviembre, por el que se aprueba el Estatuto del Consejo de Seguridad Nuclear [Internet]. Sec. 1, Real Decreto 1440/2010 nov 22, 2010 p. 96993-7022. Disponible en:

https://www.boe.es/eli/es/rd/2010/11/05/1440

7. BOE-A-2006-13554 Ley 29/2006, de 26 de julio, de garantías y uso racional de los medicamentos y productos sanitarios. [Internet]. [citado 9 de agosto de 2023]. Disponible en: https://www.boe.es/buscar/act.php?id=BOE-A-2006-13554

8. Ministerio de Sanidad y Consumo. Orden SCO/2733/2007, de 4 de septiembre, por la que se aprueba y publica el programa formativo de la especialidad de Radiofarmacia [Internet]. Sec. 3, Orden SCO/2733/2007 sep 22, 2007 p. 38526-33. Disponible en: https://www.boe.es/eli/es/o/2007/09/04/sco2733

9. Ministerio de Sanidad. Real Decreto 673/2023, de 18 de julio, por el que se establecen los criterios de calidad y seguridad de las unidades asistenciales de medicina nuclear [Internet]. Sec. 1, Real Decreto 673/2023 jul 19, 2023 p. 103988-4001. Disponible en: https://www.boe.es/eli/es/rd/2023/07/18/673

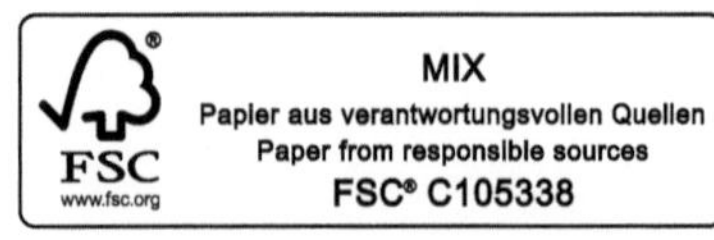

Printed by Books on Demand GmbH, Norderstedt / Germany